U0121394

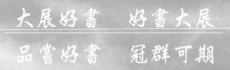

大展好書　好書大展
品嘗好書　冠群可期

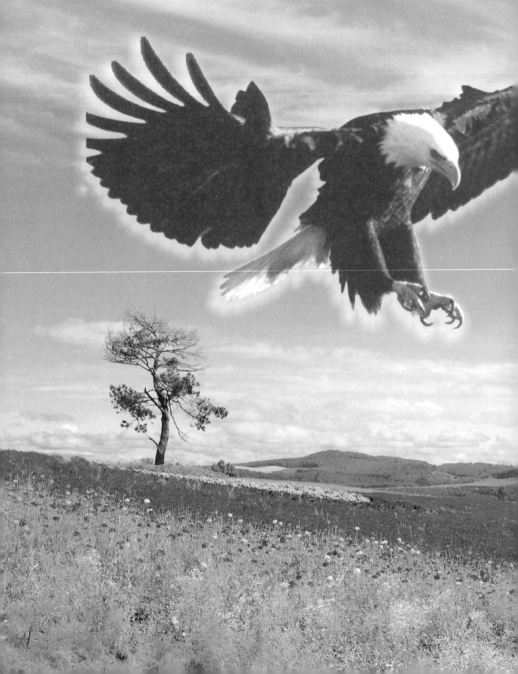

大展好書　好書大展
品嘗好書　冠群可期

快樂健美站

16

中華鐵球健身操

陳月樓　編著

大展出版社有限公司

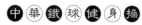

前　言

　　健身球俗稱「鐵球」，是中國傳統的民間健身項目。

　　鐵球在中國迄今已有 800 多年的歷史，是一種平緩、柔和、高雅、文明、科學的自我健身運動項目。健身球運動不受時間、場地和環境的限制，簡單易學。經醫療部門臨床觀察後顯示，鐵球健身對許多慢性病，諸如高血壓、腦動脈硬化、中風後遺症、肩周炎和神經衰弱等均有一定防治療效。

　　中國曾將有「東方瑰寶」之稱的健身球贈送給美國總統雷根及其夫人，在 1990 年亞運會期間還贈給了國際奧委會主席薩馬蘭奇先生。

　　鐵球是中國的文化遺產。為挖掘並弘揚我國的優秀傳統文化，我曾十九次前往健身球的發源地──保定，在那裡調研、考察、交流，總結並創編了一套八節的「中華鐵球健身操」和「掌上鐵球健身操」。經北京市老年人體育協會組織的專家論證小組論證後，專家們一

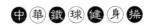

致認為「健身球為中華民族文化遺產，歷史悠久，簡單易學，非常適合中老年人希望完善動作並逐步推廣」。

中華鐵球健身操經首都體育學院詹蜀明教授、袁慶楣教授和體操教研室主任張學剛等人指導，在北京推廣後，得到廣大中老年朋友的普遍歡迎。

「中華鐵球健身操」和「掌上鐵球健身操」既可強身健體又可作為一門藝術來欣賞。它們分別在 2000 年北京市第三屆中老年人優秀健身項目表演賽和 2000 年首屆中華民間絕技大賽上榮獲「優秀獎」和「銀獎」。

為了響應國家體育總局「全民健身」的號召，同時也為了將這項傳統的民間健身項目發揚光大，現將「中華鐵球健身操」編寫成冊，供健身球運動愛好者學習、參考。由於本人水準有限，不妥之處，請指正。

作者：陳月樓

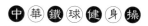
作者介紹

　　1947 年 9 月 18 日出生在河北省冀州市官道李鎮衡上營村，1965 年 12 月參加中國人民解放軍，1967 年 7 月 1 日加入中國共產黨，在遼寧省丹東邊防檢查站歷任戰士、班長、連黨支部宣傳委員。

　　1971 年 3 月復員到冀州市農機局官道李農機站任副站長、做會計工作，1974 年調到市農機廠任供銷科長，1984 年在市供銷社聯合社、官道李供銷社任副主任、主任、總支部書記，1988 年被河北省供銷社授予全省系統「勞動模範」稱號，所在單位官道李供銷社被評為地區級文明單位，1996 年調任河北旭日集團任北京分公司經理，1998 年 7 月 1 日為河北旭日橡塑製品有限公司調研員、駐北京辦事處主任。

　　1988 年因患高血壓、心臟病，開始用健身球健身，每天堅持半小時。1998 年開始專門研究健身球的健身作用，先後十九次前往健身球發源地保定調研、考察、交流，總結了一套鐵球健身操，推廣後受到好評。

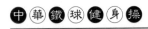

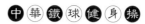

目　錄

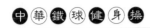

關於鐵球的傳說

我國民間很早就有人利用木球、石球和核桃球進行指力的鍛鍊。在舊社會，一些豪門貴族將玉球和玻璃球放在手中玩賞，這些就是早期的健身球。

最早的鐵球是實心的。傳說明朝嘉靖年間，保定府出現了專門打製鐵球的烘爐作坊。鐵球在社會上廣為流傳以後，保定府官員曾以鐵球為貢品獻給皇帝。

相傳，當時保定府有個王鐵匠，他技藝超群，打出的刀、槍、劍、戟等十八般兵器鋒利無比，不崩不卷。他有個女兒年輕貌美，不幸遭到當地一個土豪劣紳的欺侮，正巧被當朝掌管軍政的大臣宋御史搭球，才使王鐵匠父女得以團圓。

有一天，王鐵匠聽說宋御史遭奸臣陷害，被拷打致傷，在家休養。王鐵匠以報恩的心情前去探望，卻見宋御史語言不清，反應遲鈍，半身麻木。王鐵匠回家後，一直為宋御史的病情焦慮不安。

有一天夜晚，他在似睡非睡時忽見唐代藥王孫思邈

駕臨，並面授「玩握祛瘀、樂音和神」八個字，說罷飄然離去。王鐵匠被驚醒後百思不得其解，夜不能寐：「玩握」和「樂音」是指什麼呢？

又一天夜裡，王鐵匠正在朦朧之間，被一個魁梧大漢叫醒，他跟大漢來到烘爐前，只見大漢熟練地拿起鐵錘叮噹地打了起來，不大功夫，一對雞卵大小、光芒四射的圓球擺在了他的面前。王鐵匠拿在手中掂了掂又轉了幾圈，圓球發出了悅耳動聽的聲音，他頓感神清氣爽。仔細一想，這不正是藥王所說的「玩握祛瘀、樂音和神」嗎？待他回頭再看時大漢已經不見了。

第二天，王鐵匠按照大漢傳授的技藝幹了起來，三天三夜後，一個滾圓發亮帶著音樂的圓球製成了。打製第二個鐵球時王鐵匠實在太累了，於是他的妻子接著叮噹打起來，就這樣製成了第二個鐵球。

由於這對兒空心球是王鐵匠夫妻二人合作而成的，所以被後人稱為「雌雄球」。

王鐵匠把這對球送給了宋御史，如獲至寶的宋御史每天玩練，練到七七四十九天的時候他已大病痊癒，回朝官復原職了。有一次，皇帝問宋御史為什麼能好得這麼快，宋御史就把鐵球一事告訴了皇帝，皇帝聽後十分佩服，立即下聖旨召王鐵匠進宮，專門為皇親國戚文武大臣製作鐵球供他們玩賞。

　　從此，王鐵匠打製鐵球的名聲遠播四方。然而，他家有個規矩，打鐵技術傳兒不傳女。怎奈王鐵匠一直沒有兒子，只有一女。小女聰明伶俐，每天晚上都偷看父親做鐵球的絕技，父親去世後，女兒出嫁便開了一間作坊專門製作鐵球，還將自己的技術傳授給別人，於是做鐵球的人越來越多。

　　據清朝皇室大內檔案記載，《四庫全書》總撰太師太保紀曉嵐平時喜歡鐵球，曾向乾隆皇帝推薦鐵球鍛鍊的好處。此後，乾隆也常玩鐵球。事實證明，兩人都得以長壽，乾隆皇帝活到了 89 歲，紀曉嵐也活到了 84 歲。

　　今天的鐵球製作全部是由機械加工，花色品種上百個。鐵球既能健身，又是一種觀賞品和收藏品，現在已經出口到幾十個國家和地區。神奇的小鐵球風靡世界，它為人類的健康長壽做出了不小的貢獻。

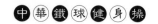

淺談「健身球」運動

　　中國是世界上老年人最多的國家之一，已步入老齡社會的行列。科學、合理的體育鍛鍊對於增強老年朋友的身心健康和延緩衰老具有十分重要的意義。

　　健身球原名「鐵球」，是我國寶貴的文化遺產，有著 800 多年的悠久歷史。這項運動豐富多彩。簡便易行，最適合中老年人和腦力勞動者。

　　健身球運動，能夠強身健體，防病醫疾，充實文化生活，增添生活樂趣。它的功能和作用已被越來越多的人所認識。這項運動不僅在全國各地廣泛流傳，而且還傳播到美國、日本等幾十個國家和地區，被譽為「東方的健身瑰寶」。

　　健身球原產於河北保定，是保定三寶之一。始於北宋年間，到了明朝嘉靖年間廣為流傳，據說從清朝乾隆時成為宮廷愛物，被列為宮廷特種工藝生產。

　　鐵球運動在我國幾起幾落，1937 年日本侵略中國，保定淪陷，鐵球隨之停產。直到 1975 年，曾在國

民黨統治時期三次出任河北省省長的商震先生從日本回國探親到保定時，他提起鐵球一事並索要鐵球，這才引起有關部門的重視，開始恢復生產。黨的十一屆三中全會以後，鐵球又成為保定的名特產品，定為「健身球」的雅名，並廣為流傳。

中國人民解放軍總醫院體療室主任黃美光教授，用現代測試方法，觀察健身球運動療效，專門寫了論文《健身球醫療作用的觀察》。

黃美光教授曾在臨床上指導 15 例高血壓病和 15 例頸椎病、肩周炎病人進行三個月的健身球鍛鍊，這 15 名高血壓病人平均高壓（收縮壓）下降了 20.4，低壓（舒張壓）下降了 9.2，並總結出四點作用：

1. 健身球運動對高血壓病人有降壓作用；
2. 健身球運動有一定的健腦作用；
3. 健身球運動有增強體力的作用；
4. 健身球運動有促進血液循環的作用。

透過觀察與測定，黃美光教授認為「健身球運動是一種簡便易行的運動療法」。它既有健身作用，又對某些慢性病有防治作用。國外一些醫學專家在臨床觀察報告和科學研究論文中，從另外的角度論述了健身球運動能防治疾病的原理。

前聯邦德國醫師亨斯‧霍丁在他所著的《中國健身

球與健康》一書中，根據巴甫洛夫的學說，認為人體各部分器官之間，以及體表與器官之間，由神經系統相連結，這個神經系統是一個複雜的網絡，身體內部器官的疾病會反映到這個器官特定的體表帶上，人們可以由體表來治療內部器官的疾病。

亨斯‧霍丁採用電針灸、凱林攝影圖和熱圖法三種方式，對健身球運動前後的人體狀況進行測試。他發現在健身球運動之後，氣血增加了活性，熱輻射能量得到增強。這與血流的改善是一致的，他由此得出了健身球治療是真正的全面治療」的結論。

這位前聯邦德國醫師概括了健身球的五種作用：

1.震動：

由於球體的小震動能使組織得到放鬆，小震動傳至深部，使小動脈血流改善，震動對神經發生鎮靜作用，同時使淋巴循環得到改善；

2.壓迫：

球的按摩產生對人體的壓迫，脈搏波的泵作用加強，能疏鬆組織，改善周圍血流；

3.溫熱：

動能產生熱量，使內部器官活動加強，同時擴張血管，改善血流；

4.音樂：

它使人愉快、輕鬆、喜悅，能使人鎮靜；

5.重量：

球的重量加強了手、臂肌肉的力量。

健身球的保健價值和醫療作用，已經逐漸被中外醫學界人士所認識，我國著名科普作家高士其對健身球的評價是「歷史悠久，醫學價值顯著」。

美國費城美中貿易公司主席皮爾斯先生曾多次訪問中國，他做過一個實驗：他讓一名9歲的男孩玩健身球，玩了不到半年，這個孩子變得情緒安定，聰明文雅，學習成績有了長進。這說明健身球活動有益於孩子們的健康成長。皮爾斯說：「健身球對人有百益而無一害。」他認為健身球有四種作用：

1.它構成了一種促進血流循環、幫助排泄二氧化碳、增進氧氣吸入的治療方法；

2.這種鍛鍊需要某種協調和集中，這樣就減輕了精

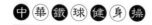

神病症的憂慮、手的震顫以及其他一些物理疾病；

3.這種運動能夠擴張毛細血管，可以達到降低血壓的目的；

4.健身球的互相摩擦以及它同人體的摩擦都有可能使球的內部和表面生電，而電本身就會產生熱效應。

鐵球在手上旋轉，手指每小時活動上萬次，加上頸部轉動，肩部、腰部、上肢、下肢屈伸的鍛鍊，必能改善血流循環、擴張血管、提高大腦供氧量、增強皮膚彈性，增強肌肉的伸展性、滑潤骨關節，這對抗病防疾、延緩衰老有了很大的作用。

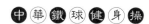

健身球操對人體的六大功能

1.對皮膚的功能：

可增加皮膚彈性，促使皮膚的毛細血管擴張，改善皮膚呼吸功能，增加皮膚汗腺和皮脂腺的分泌。

2.對肌內的功能：

可增加肌肉的伸展性，增強肌肉彈性，增加肌肉的營養供應。

3.對骨關節的功能：

可使關節囊的滑液更加滑潤，可解除關節腫脹疼痛。

4.對神經系統的功能：

能調整神經系統的興奮和抑制過程，調節大腦皮質功能，增強記憶力。

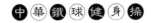

5.對消化系統的功能：

可促使胃腸蠕動，提高胃腸分泌機能，改善消化、吸收功能。

6.對心血管的功能：

可改善腦部血流循環，提高大腦供氧量；可使血管擴張，血流量增加，有利於防治高血壓、動脈硬化，改善心肌微循環，緩解冠狀動脈痙攣，防治冠心病。

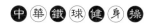

鐵球健身十大好處

一增臂力防肩炎
二健雙腕多靈便
三練四肢有彈力
四強五臟心氣壯
五臟六腑齊運動
六要堅持耐久性
七經八脈都強健
八方伸展氣血通
九玩鐵球多長壽
十指連心百病休

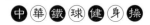

健身球健身防病 24 條 96 字

疏通經路　　調暢氣血
強健臟腑　　增加功能
解除緊張　　消除疲勞
鍛鍊指力　　增強體力
活動關節　　消除疼痛
改善循環　　治療麻木
溫經禦寒　　預防凍傷
舒筋活血　　醫治偏癱
調節神經　　改善睡眠
幫助消化　　增加食慾
降低血壓　　有益心臟
健腦益智　　延年益壽

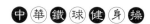

人體兩大寶，雙手和大腦

　　手被稱為大腦的駐外使節，手是人體神志和臟腑的代表。

　　從中醫角度來看，手占人體十二條正經的二分之一，即六條經脈，並且包含幾條人體重要的腸、心、肺經脈。

　　拇指為手太陰肺經脈終點，食指為手陽明大腸經脈起點，中指為手厥陰心包經脈的終點，無名指為手少陽三焦經脈的起點，小指為手太陽小腸經脈的起點和手少陰心經脈的終點。五個手指又各自通竅一個臟器或腑，拇指通竅脾，食指通竅肝，中指通竅心臟，無名指通竅肺，小指通竅腎。

　　經絡的一個重要的生理機能就是輸送氣血到身體各個部位營養周身，從而保障身體健康。

　　從西醫的角度來看，手是神經的末梢，手骨有 54 塊，每塊骨上都分布著血管、淋巴管和神經分支等。它占人體 206 塊骨骼的四分之一左右，手上還有肌肉、韌

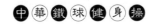

帶和骨膜等組織分布的神經。

　　據專家檢測，就拇指神經而言，它是大腿神經的10倍。生物學家論斷「人的智能就在手指尖上」。由實驗測定，手指活動時，腦電圖和心電圖都會發生變化；同樣，心、腦血流量也明顯增加。故此得出了開發腦資源，關鍵在手指活動的結論。

　　透過鐵球對手掌穴位的刺激，可以更好地發揮「肺主氣，心主血脈」的生理功能，促進和改善人體的生理循環，使經絡保持疏通，氣血充盈而調暢。

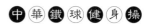

健身球的選擇和使用

選擇健身球時不考慮性別，主要根據個人的手掌大小來選擇健身球的型號。

一般初學者以二號和三號球為宜，技藝熟練後可酌情加大型號工增加球的數量。四號、五號球為袖珍球，適合兒童練習。

健身球鍛鍊不論時間長短和場地大小，走、坐、站立、說話，看電視，坐車乘船時均可練習。

健身球鍛鍊必須要有恆心和耐心，堅持不懈，持之以恆。練習健身球時，要左右手並用，使左右手的活動能力協調發展，尤其要多用左手旋轉健身球，這樣有利於開發右腦。

要不斷增強指力、腕力和體力與手指的靈活性，只有協調發展才能更有效地延緩大腦的衰老，更加有利於強身健體、防疾袪病、健腦益智和延年益壽。

健 身 球

型 號	名稱 代號 規格 (直徑:毫米)													
	包膠球	鍍鈦球	刻花球	石頭球	彩花玉球	鍍鉻球	仿玉球	磁療球	穴摩球	音樂球	子母球	空心仿景泰藍球	實心仿景泰藍球	景泰藍球
	BJ	DT	KH	ST	HY	DG	FY	CL	XM	YY	ZM	KL	SL	JL
特3號	70.0											71.5		72.0
特2號	65.0											66.5		67.0
特1號	60.0											61.5		62.0
1號	55.0											56.5		57.0
2號	50.0											51.5		52.0
3號	45.0											46.5		47.0
4號	40.0											41.5		42.0
5號	35.0											36.5		37.0

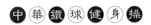

中華鐵球的基本練習手法

練習 1

雙手各取兩枚鐵球,在手掌上做摩擦式順時針及逆時針旋轉。做順時針旋轉練習時,手握雙球,用無名指和小指向內發力轉動鐵球。

開始時每分鐘轉動 30~40 圈,熟練後應達到 100 圈以上;做逆時針轉動練習時,用無名指和小指向外發力轉動鐵球,開始時每分鐘轉動 20~30 圈,熟練後應達到 100 圈以上。雙手交替練習。(圖 1)

練習 2

雙手各取兩枚鐵球,在手掌上做分離式順時針及逆時針旋轉。在摩擦式熟練的基礎上,用無名指和小指發力,向掌心挑動鐵球,雙球完全分開,各自旋轉。練習得越熟練,兩球在掌心上的距離越遠。(圖 2)

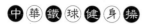
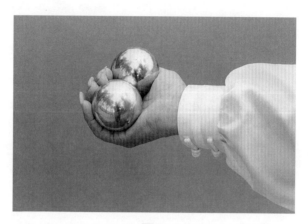

圖 1

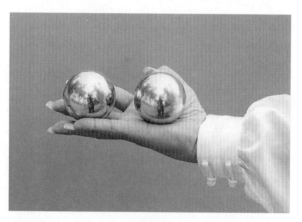

圖 2

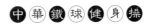
練習 3

雙手各取三枚鐵球，在手掌上做平行順時針及逆時針旋轉。三球之間盡量不產生空隙，自然，平穩地旋轉，每分鐘轉 60～80 圈。（圖 3）

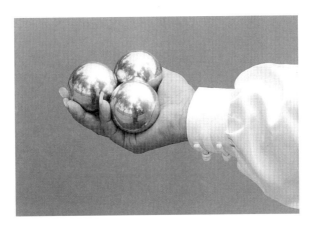

圖 3

練習 4

雙手各取三枚鐵球，在手掌上用中指或無名指挑動其中一枚鐵球做跳動練習。用中指或無名指用力向掌心

挑動其中一枚鐵球，先練習「裡跳」，熟練後練習「外跳」或「橫跳」。要求動作平穩、舒展、自然優美。（圖4(1)(2)）

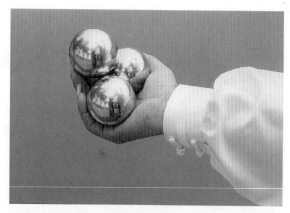

圖4（1）

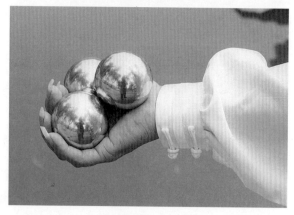

圖4（2）

練習 5

雙手各取四枚鐵球，平放於手掌之上，做順時針及逆時針旋轉。手指微控制四球，注意要循序漸進，量力而行。（圖5）

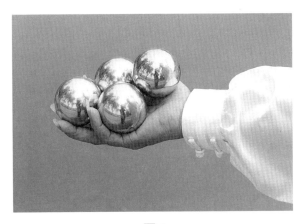

圖5

練習 6

雙手各取四枚鐵球，在手掌上做三球托一球的掌上旋轉練習。要捏緊三球轉，開始先在三球上放一個小號球，熟練後可改放同等大小的球。（圖6）

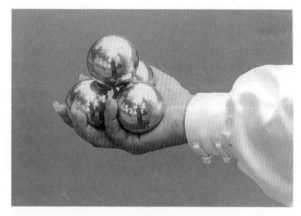

圖6

練習7

雙手各取五枚鐵球，在手掌上做四球托一球的掌上旋轉練習。隨著指力、掌力、腕力和臂力的增長，進行本項練習。開始時動作要慢，以防失控掉球。（圖7）

練習8

雙手各取直徑為70毫米和30毫米的一大一小兩枚鐵球，在手掌上做旋轉練習。（圖8）

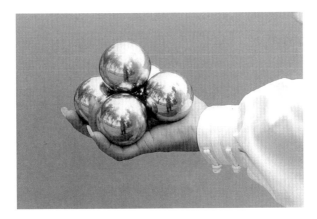

圖 7

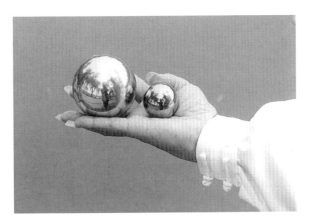

圖 8

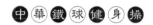

練習 9

各取大、中、小三枚鐵球，在雙手手掌上做旋轉練習。（圖9）

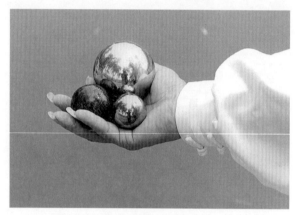

圖9

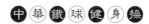

中華鐵球健身操

預備姿勢：

兩腳開立與肩同寬，身體自然放鬆，屈肘於腰際，掌心向上，雙手轉球，兩眼平視前方。

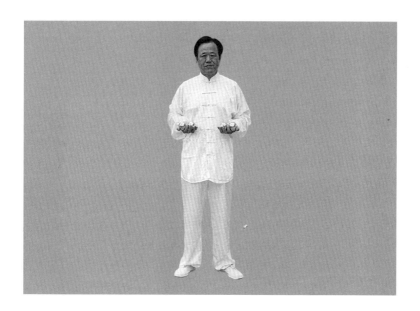

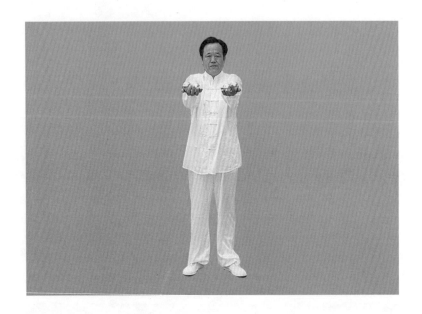

第一節　舒展運動

兩臂前伸平舉，雙手轉球。

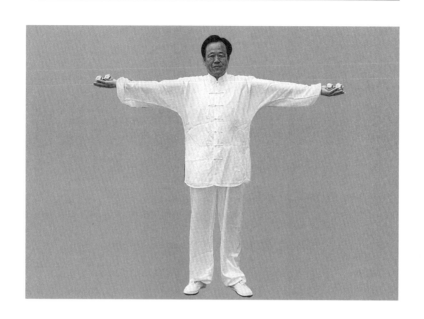

兩臂向側打開至側平舉，雙手轉球。

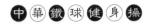

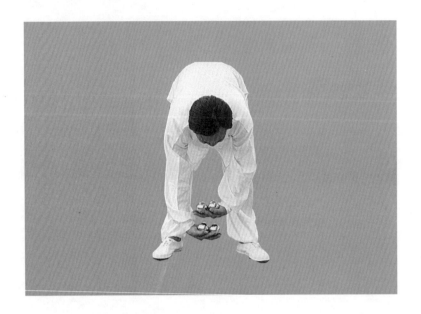

　　左腳側跨半步，向前彎腰約 90°，兩臂與地面垂直，雙手轉球互相繞圈。

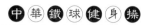

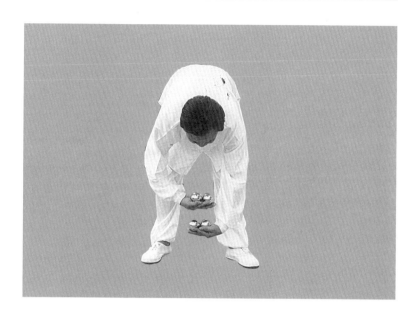

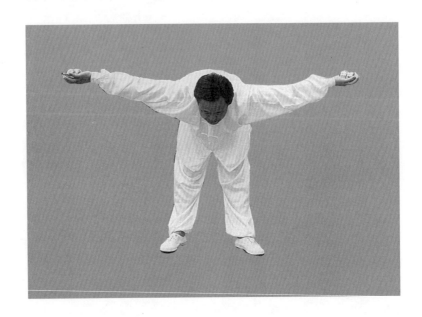

　　兩臂向外張開，手向後翻掌，掌心向上，雙手轉球。

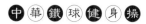

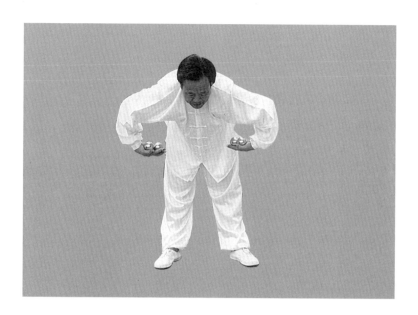

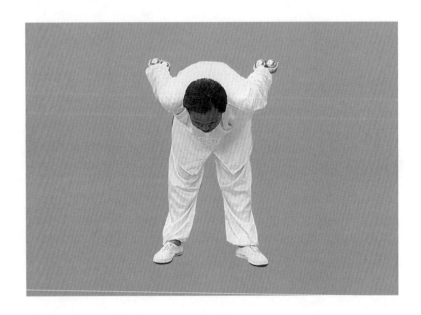

　　兩臂內繞，向後伸臂，掌心向上，雙手轉球。還原成預備姿勢。

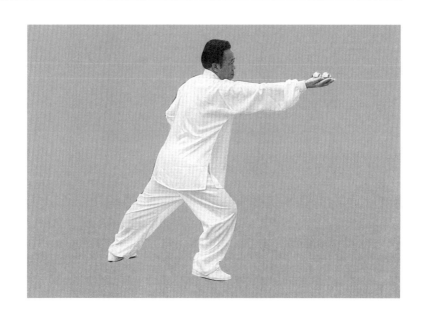

第二節　運球向前

右腳向前一步成弓步，同時右臂前伸至前平舉，左手於腰際，雙手轉球。

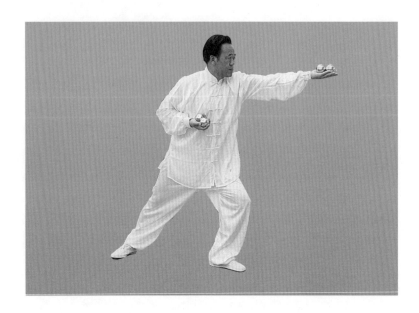

　　右腳尖外轉，左腳收回，接著向前一大步成弓步，
同時左臂前伸至前平舉，右手於腰際，雙手轉球。

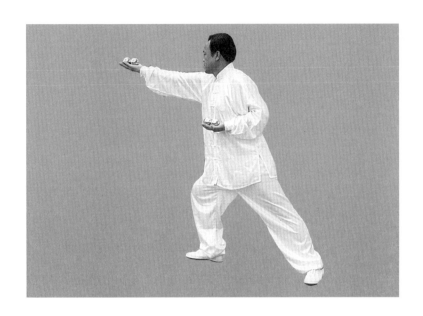

　　向右轉體 180°成右弓步，右臂前伸至前平舉，左手
於腰際，雙手轉球。

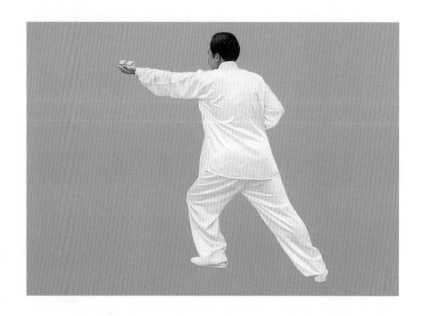

　　右腳尖外轉，左腳收回接著向前一大步成弓步，同時左臂前伸至前平舉，右手於腰際，雙手轉球。連續做。

　　結束時，收腿、收臂，還原成預備姿勢。

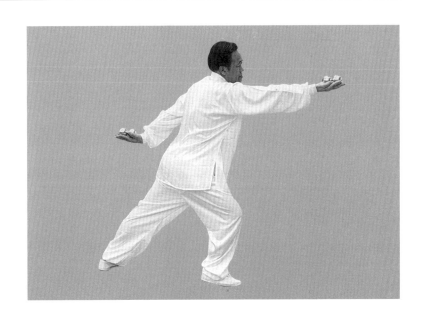

第三節　白鶴亮翅

　　右腳向前一步成弓步，右臂前伸成斜上舉，左臂內旋後伸成斜下舉，上體稍前傾，眼看右手，雙手轉球。

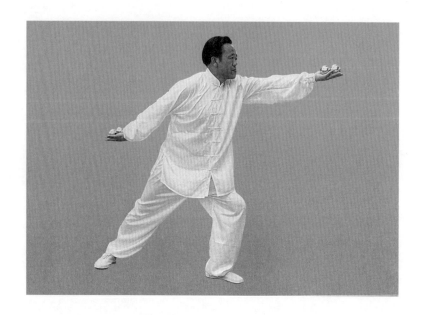

　　重心後移，右腳尖外轉，同時兩手收至腰際，左腳向前一步成弓步，左臂前伸成斜上舉，右臂內旋後伸成斜下舉，上體稍前傾，眼看左手，雙手轉球。

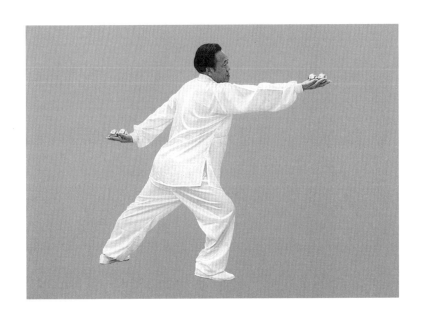

　　向右轉體180°成右弓步，同時右臂外旋成斜上舉，左臂內旋成斜下舉，下體稍前傾，眼看右手。雙手轉球。連續做。

　　結束時轉體、收腿、收臂，還原成預備姿勢。

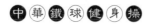
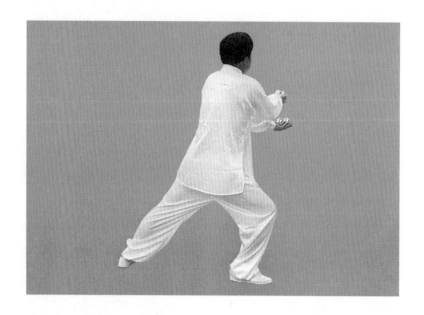

第四節　鳳凰展翅

　　右腳向前一大步，同時向左轉體 90°成右側弓步，
兩臂前伸，雙手交叉（右手在上），轉球。

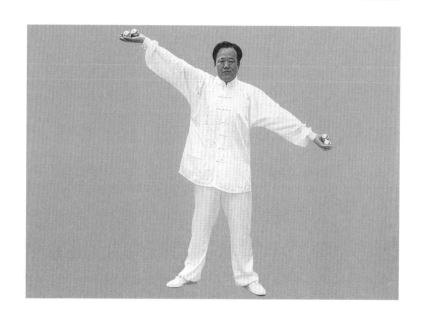

　　重心左移，右腳尖外轉，左腳向右邁一大步轉成180°，成分腿開立，同時兩臂展開，右臂側上舉，左臂側下舉，雙手轉球。

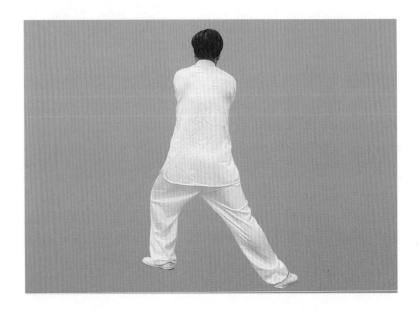

　　左腳向右一大步，同時轉體 180°成左側弓步，兩臂前伸，雙手交叉，轉球。

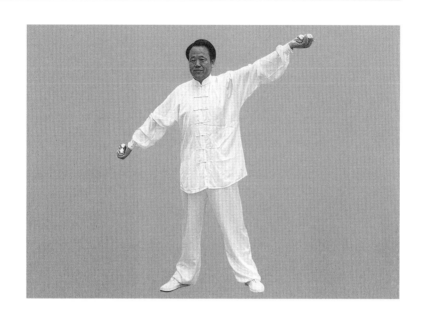

　　重心右移，左腳尖外轉，右腳向左一大步轉體180°，成分腿開立，同時兩臂展開，左臂側上舉，右臂側下舉，雙手轉球。連續做。

　　結束時收腳、收臂，還原成預備姿勢。

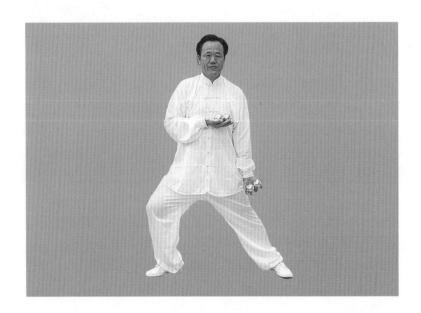

第五節　孔雀開屏

右腳向前一大步，同時轉體 90°成右側弓步，同時左臂向下伸直，右臂至胸前屈，兩手與左腳尖成一斜線，雙手轉球。

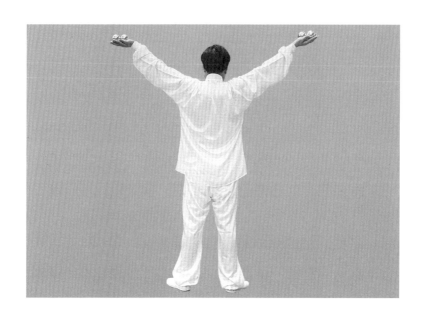

　　重心左移，右腳尖外轉，左腳向右一步，向右轉體180°，成分腿開立，兩臂側上舉，手心向上，轉球。

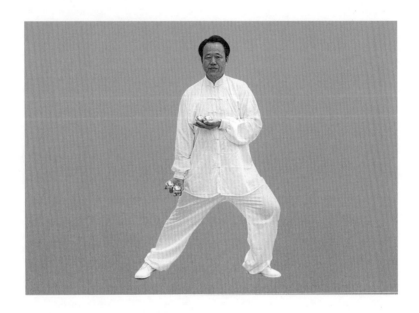

　　右腳尖外轉，左腳向右一大步，向右轉體 180°，成左側弓步，右臂向下伸直，左臂胸前屈，兩手與右腳尖成一斜線，雙手轉球。

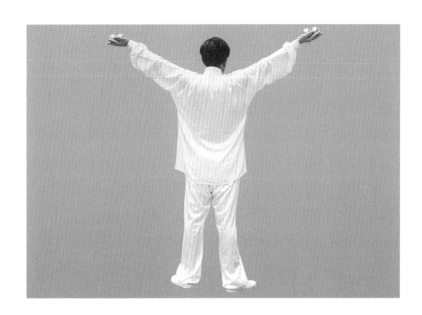

重心右移，左腳尖外轉，右腳向左一步，向左轉體180°，成分腿開立，兩臂側上舉，手心向上，轉球。連續做。

結束時，轉體90°，收臂收腿，還原成預備姿勢。

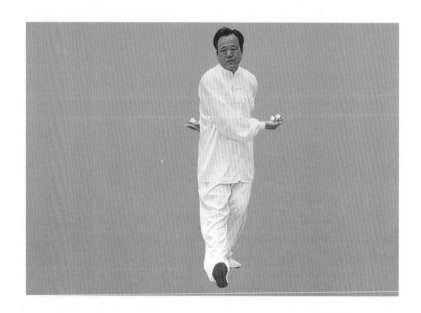

第六節　金雞報曉

　　右腳向前一步，腳跟著地，左腿屈膝，成左後弓步，同時上體左轉，右臂擺至胸前，左臂擺至體後，雙手轉球。頭正直，目視前方。

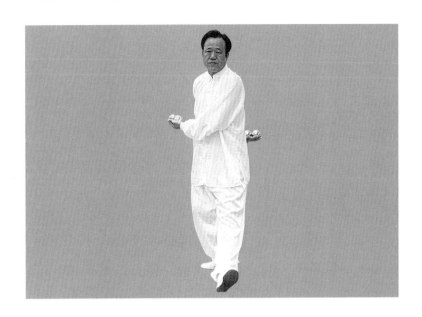

　　重心前移，左腳向前一步，腳跟著地，右腿屈膝，成右後弓步，同時上體右轉，左臂擺至胸前，右臂擺至體後，雙手轉球。頭正直，目視前方。

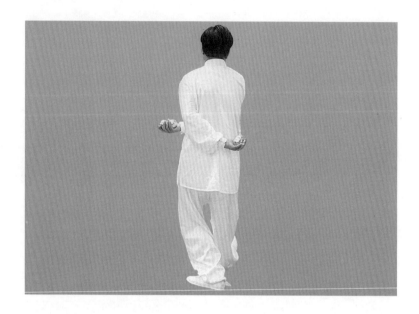

轉體 180°後做同上動作。

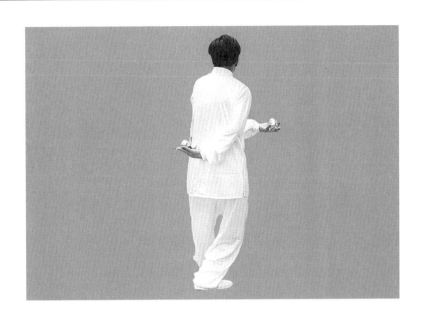

連續做。

結束時收腿、收臂，還原成預備姿勢。

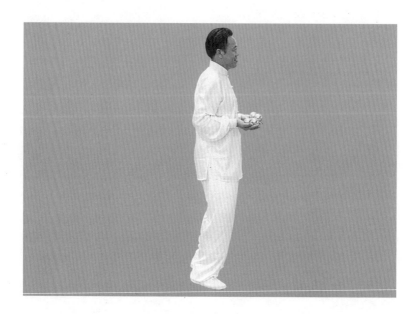

第七節　天馬行空

　　右腳向前邁一步，向左轉體 90°成馬步，同時右臂側伸經前擺，兩手收至腰際，然後兩臂伸至前平舉，手心向上，雙手轉球。

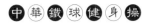

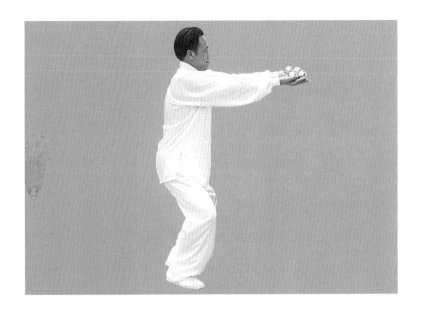

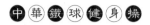
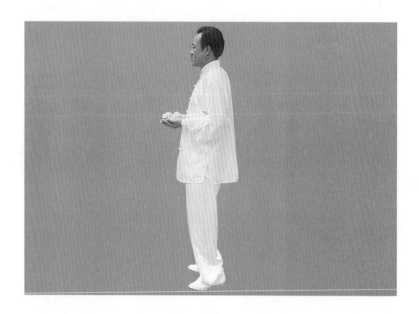

　　重心左移，兩手收至腰際，右腳尖外轉，左腳向前一步向右轉體 180°成馬步，同時左臂側伸經前擺，兩手收至腰際，然後伸至前平舉，手心向上，雙手轉球。

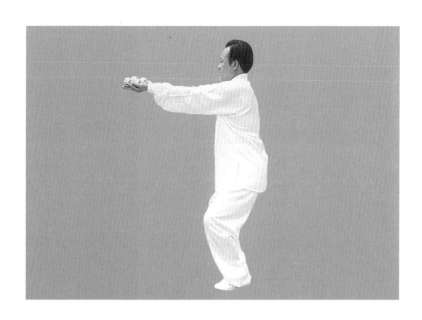

轉體 90°。連續做。

結束時收腿、收臂，還原成預備姿勢。

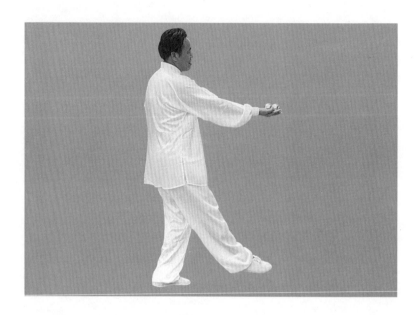

第八節　天女散花

　　左腿稍屈，右腿向左擺動，同時右臂向左擺，左手
於腰際，兩手手心向上轉球，右腿擺至右前方落地。

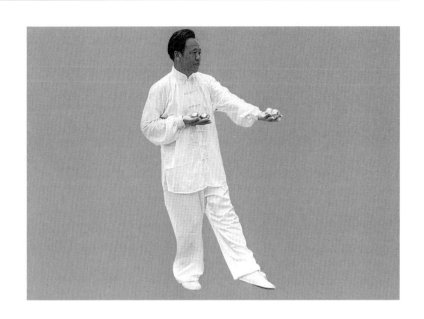

　　右腿稍屈，左腿向右擺動，同時左臂向右擺，右手於腰際，兩手手心向上轉球，左腿擺至左前方落地。

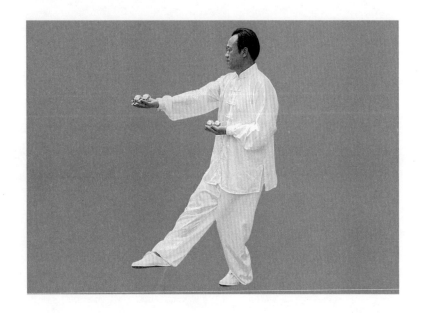

轉體 180°後做同上動作。

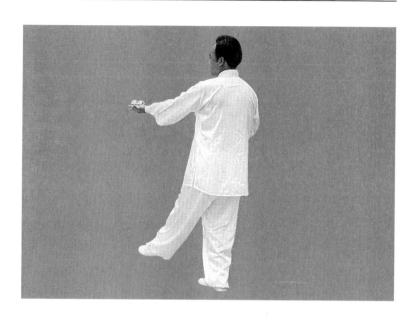

連續做。

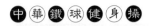

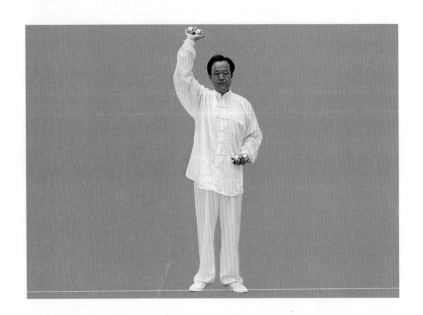

結束姿勢。

中華鐵球健身操的練習要求

　　中華鐵球健身操全套動作共八節，既可分節練習，又可連貫練習，視情而定。在時間多、場地大的條件下，可以連續多做幾個動作；如果時間少、場地小的話，也可以做原地轉體的動作。因人而異，因地制宜，循序漸進，貴在堅持。

　　年輕人要以練為主，中年人練養兼顧，老年人養練適度。越忙越要抽空練，鍛鍊修養身心健，決心信心加恆心，修身養性意志堅。

　　具體來講，初學者可以雙手各旋轉兩枚鐵球做這套中華鐵球健身操。隨著指力、腕力、臂力和體力的加強，可以雙手各旋轉三枚鐵球、四枚鐵球，甚至可以各旋轉五枚鐵球來做這套中華鐵球健身操。

　　在運動之前，應做一些必要的準備活動，這樣更加有利於練習。

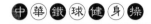

健身贈言

運動可以代替藥物，但是所有的藥物都不能代替運動。

——（法）蒂索

早練早見效，晚練仍有效，常練收長效。

——作者　陳月樓

健身球的百種玩法

健身球是人們，特別是中老年人鍛鍊身體、消除疾病的必備之寶。

練習時，將兩球托於掌中，靠五指順序屈伸使兩球在手中轉動，轉動方向有順逆之分，使手的全部關節都處於運動之中。隨著手指的屈伸展收和鐵球的轉動，前臂肌肉能有節奏地收縮和放鬆。

玩法大體可分為單手雙球十個花樣、單手 3、4、5球 26 式、雙手 4～10 球多種花樣等。

1. 握球式：雙球橫向在手掌中，中指附在二球中間、成握球式。

2. 托球式：雙球縱向在手掌上，兩球僅靠成托球式。（圖 10）

3. 兩球順時針摩擦旋轉，為順轉。

4. 兩球逆時針摩擦旋轉，為倒轉。

5. 兩球順時針分離旋轉，為離心式順轉。

6. 兩球逆時針分離旋轉，為離心式倒轉。

7. 兩球由外向裡跳轉，為裡跳球。

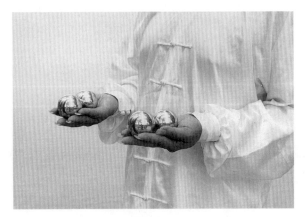

圖 10

8. 兩球由裡向外跳轉，為外跳球。

9. 兩球在掌上橫向轉動法。

10. 兩球在指上橫向轉動法。

11. 兩球帶音節旋轉，簡稱碰球。

12. 兩球打鼓點旋轉法。

13. 三球平行順時針旋轉法。

14. 三球平行逆時針旋轉法。

15. 三球旋轉裡跳法。

16. 三球旋轉外跳法。

17. 三球平行旋轉橫跳法。

18. 三球一條線順時針旋轉法。

19. 三球一條線逆時針旋轉法。

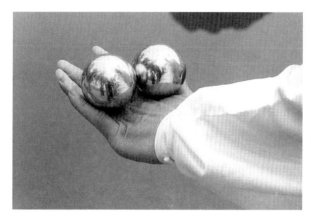

圖11

20. 三球平行穿插順時針旋轉法。

21. 三球平行穿插逆時針旋轉法。

22. 四球平行順時針旋轉法。

23. 四球平行逆時針旋轉法。

24. 三球托一球順時針旋轉法。

25. 三球托一球逆時針旋轉法。

26. 四球平行旋轉一球在上跳越法。

27. 四球托一球順時針旋轉法。

28. 四球托一球逆時針旋轉法。

29. 兩個鐵球在手背上旋轉法。兩球放在手背上，以大拇指發力撥動、食指節彈動，小指盡力翹起擋球，使兩球在手背上旋轉（圖11）。這樣轉動難度很大，

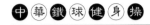

需逐步練習。

30. 四托一五球平托，左右兩手平托扔。要求五球不能散落。這項動作應在五球在手上旋轉熟練的基礎上才進行，但要防止掉球砸腳。

以上玩法是單手動作。從兩球到五球，是從易到難的過程。在單手熟練後，要讓另一隻手也掌握同樣的動作，左右手並用，同時達到熟練程度。左右手同時轉球、輪番轉球，從少到多，樂在其中。

雙手同時玩鐵球法：

31. 左右手各兩球同時順時針旋轉法。

32. 左右手各兩球同時逆時針旋轉法。

33. 左右手各兩球同時分離式順時針旋轉。

34. 左右手各兩球同時分離式逆時針旋轉。

35. 左手兩球順時針旋轉，右手兩球逆時針旋轉。

36. 左手兩球摩擦式旋轉，右手兩球分離式旋轉。

37. 右手兩球摩擦式旋轉，左手兩球分離式旋轉（圖 12）。

38. 左手兩球摩擦式旋轉，右手兩球打鼓點旋轉。

39. 右手兩球摩擦式旋轉，左手兩球打鼓點旋轉。

40. 左手兩球分離式旋轉，右手兩球帶音節旋轉。

41. 右手兩球帶音節旋轉，左手兩球分離式旋轉。

42. 左手兩球摩擦旋轉，右手兩球跳越轉。

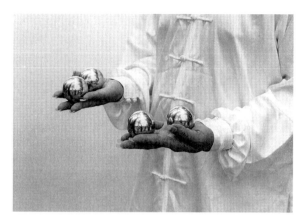

圖 12

43. 左手兩球跳越轉，右手兩球摩擦旋轉。

44. 左手兩球、右手三跳順時針旋轉。

45. 左手三球、右手兩球順時針旋轉。

46. 左手兩球分離式旋轉、右手三球旋轉。

47. 右手兩球分離式旋轉，左手三球旋轉。

48. 左右手各三球順時針旋轉。

49. 左右手各三球逆時針旋轉。

50. 左手三球平轉，右手三球裡跳轉。

51. 右手三球平轉，左手三球裡跳轉。

52. 左手三球平轉，右手三球外跳轉。

53. 右手三球平轉，左手三球外跳轉。

54. 左手三球裡跳轉，右手三球外跳轉。

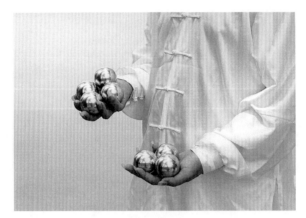

圖 13

55. 右手三球裡跳轉，左手三球外跳轉。

56. 左手三球旋轉，右手三球橫跳轉。

57. 右手三球旋轉，左手三球橫跳轉。

58. 左手三球裡跳，右手三球橫跳。

59. 右手三球裡跳，左手三球橫跳。

60. 左手三球、右手四球順時針旋轉（圖 13）。

61. 左手四球、右手三球順時針旋轉。

62. 左手三球、右手四球逆時針旋轉。

63. 右手三球、左手四球逆時針旋轉。

64. 左手三球裡跳，右手四球平轉（圖 14）。

65. 右手三球裡跳，左手四球平轉（圖 15）。

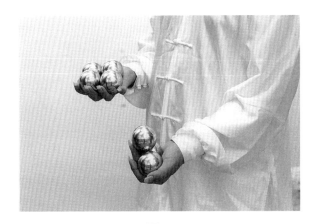

圖 14

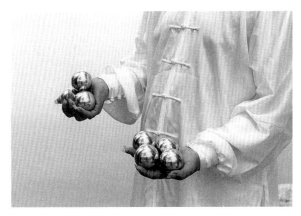

圖 15

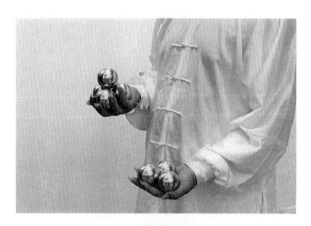

圖 16

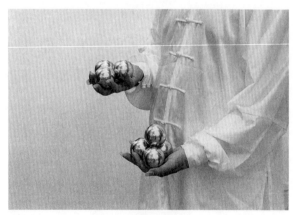

圖 17

66. 左手三球順時針平轉，右手三托一四球轉（圖 16）。

67.右手三球順時針平轉、左手三托一四球轉（圖

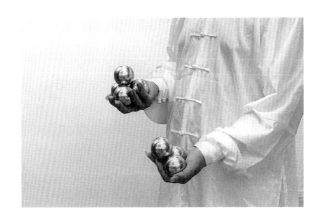

圖18

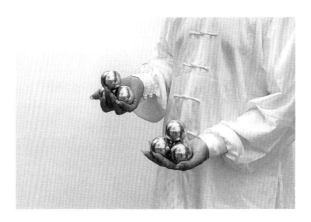

圖19

17）。

68.左手三球跳轉，右手三托一四球轉（圖18）。

69.右手三球跳轉，左手三托一四球轉（圖19）。

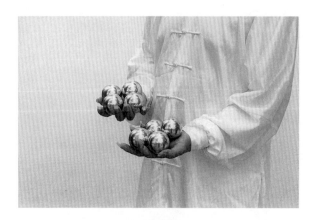

圖 20

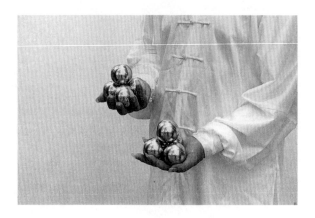

圖 21

70. 左右手各四球平行順時針旋轉（圖 20）。

71. 左右手各四球平行逆時針旋轉。

72. 左右手各三托一四球順時針旋轉（圖 21）。

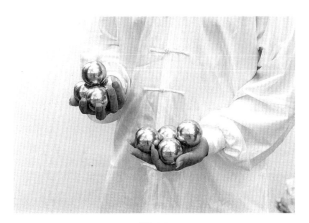

圖 22

73. 左右手各三托一四球逆時針旋轉。

74. 左手三托一四球順時針轉，右手三托一逆時針轉。

75. 右手三托一四球順時針轉，左手三托一四球逆時針轉。

76. 左手三托一四球、右手四球平行順時針旋轉。

77. 右手三托一四球、左手四球平行順時針旋轉（圖 22）。

78. 左手三托一四球、右手四球平行逆時針旋轉。

79. 右手三托一四球、左手四球平行逆時針旋轉。

80. 左手四球平行旋轉，右手四托一五球旋轉（圖 23）。

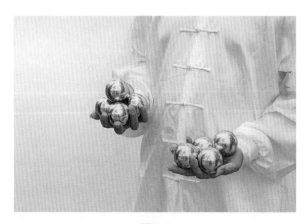

圖 23

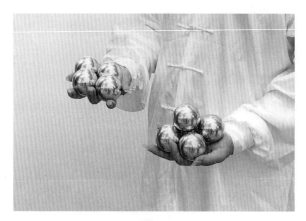

圖 24

　　81. 右手四球平行旋轉，右手四托一五球旋轉（圖
24）。

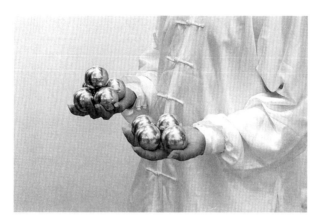

圖 25

82. 左手四球平行順時針旋轉，右手四托一五球逆時針旋轉（圖 25）。

83. 右手四球平行順時針旋轉，左手四托一五球逆時針旋轉。

84. 左手三托一四球順時針旋轉，右手四托一五球逆時針旋轉（圖 26）。

85. 右手三托一四球順時針旋轉，左手四托一五球逆時針旋轉（圖 27）。

86. 左手三托一四球、右手四托一五球順時針旋轉（圖 28）。

87. 右手三托一四球、左手四托一五球逆時針旋轉。

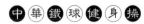

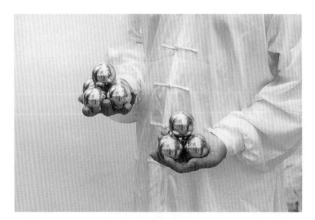

圖 26

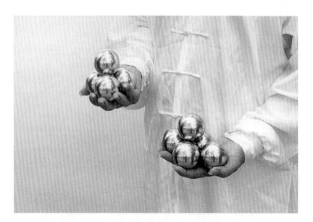

圖 27

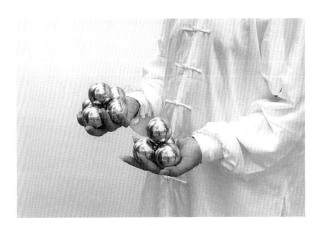

圖 28

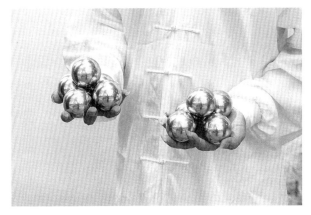

圖 29

88. 左右手各四托一五球順時針旋轉（圖 29）。
89. 左右手各四托一五球逆時針旋轉。

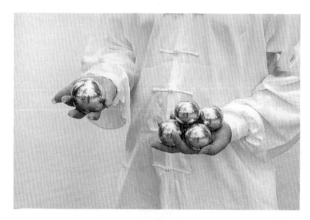

圖 30

90. 左手四托一五球逆時針旋轉，右手四托一五球順時針旋轉。

91. 左手四托一五球順時針旋轉，右手四托一五球逆時針旋轉。

92. 左手四托一五球旋轉，右手一球在掌上自轉（圖 30）。

93. 右手四托一五球旋轉，左手一球在掌上自轉（圖 31）。

94. 左手四托一五球旋轉，右手兩球旋轉（圖 32）。

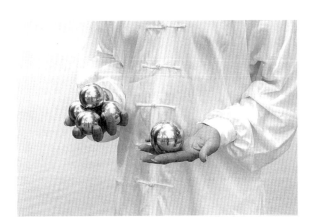

圖 31

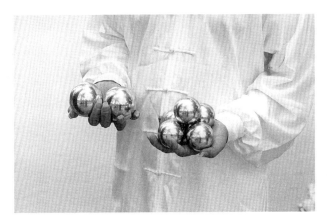

圖 32

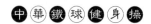
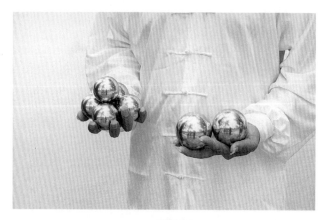

圖 33

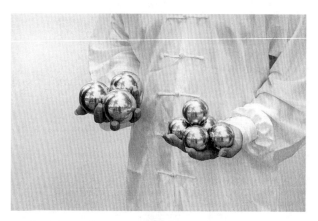

圖 34

　　95. 右手四托一五球旋轉，左手兩球旋轉（圖 33）。
　　96. 左手四托一五球旋轉，右手三球平行旋轉（圖 34）。

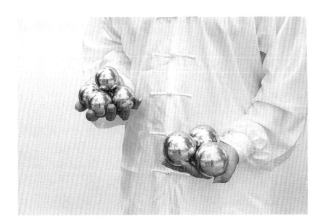

圖 35

97. 右手四托一五球旋轉，左手三球平行轉（圖35）。

98. 左手四托一五球旋轉，右手三球跳轉（圖36）。

99. 右手四托一五球旋轉，左手三球跳轉（圖37）。

100. 右手四托一五球旋轉，左手手背兩球旋轉（圖38）。

101. 左手四托一五球旋轉，右手手背兩球旋轉（圖39）。

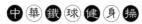

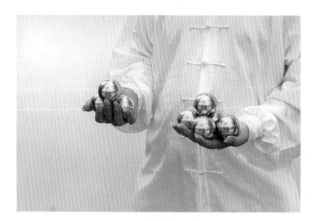

圖 36

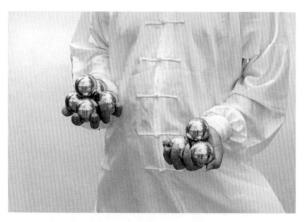

圖 37

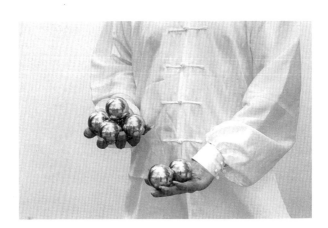

圖 38

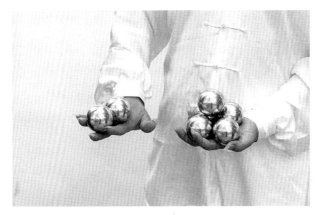

圖 39

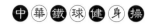

雙手玩鐵球的玩法甚多，花樣新鮮，無論正手玩球還是反手玩球，對指力、智力的開發都大有益處。

常見病的健身球鍛鍊與治療方法

一、中風半身不遂

半邊身體和下肢不能隨意活動，就叫半身不遂，醫學上叫做偏癱，多發病於老年人。這是中風病（西醫稱為腦血管意外）的一種常見的後遺症。現代醫學認為，引起半身不遂的原因以腦溢血最為多見，因為腦出血後大腦皮層的運動及其以下的傳導通路受到破壞，使大腦的「命令」發不出，或「命令」不能下傳，從而引起病變，造成偏癱。此外，腦血栓和血管栓塞也是引起老年人發生半身不遂的常見原因。

中風半身不遂的恢復主要靠患者本人儘早地進行肢體功能鍛鍊。早期功能鍛鍊有防止肌肉萎縮、肢體畸形、促進血液循環和肢體正常的生理活動等作用，有利

於偏癱的康復。經由實踐觀察，健身球運動是半身不遂病人進行功能鍛鍊的良好方法。

輕度偏癱、手指欠靈活的病人可選擇袖珍健身球或小號健身球自行練習不同方法的旋轉。也可握球鍛鍊耐力，即用五個手指和掌心使勁握球，或用五個手指、或用拇指與食指用力捏球，盡量使偏癱的手指、手腕、手臂產生酸、脹、熱等感覺，使指力、腕力、體力不斷增強，手指的靈活性不斷提高。如偏癱稍重，患手不能握球，可用另一隻健康的手或由家人幫助握球和旋轉，不要操之過急。

在用手旋轉健身球的同時，可以做上肢關節的伸屈運動，以及旋前、旋後、外展、內收等運動，這樣可以提高治療效果。手足並用的健身球鍛鍊法，對手足的穴位有較強的刺激作用，對手足十二條經絡有明顯的調節作用和疏通作用，對上下肢功能均有障礙的病人尤其適合。

鍛鍊的姿勢可因地制宜，站著、走路的時候可單練用手旋轉，坐著的時候可以手足並練。鍛鍊的時間不受限制，隨時可以進行。

健身球自我按摩對中風半身不遂有特殊的療效。上肢的肩髃、曲池、合谷，下肢的環跳、委中、足三里這六個穴位，中醫向有「上三才」「下三才」的美稱，自

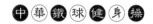

我按摩可以以上六穴為主穴。同時，上肢配合手三里、肩髎、肩內俞，下肢再配合坐骨、承扶、風市、伏兔、承山等穴位，每天按摩 1～2 次，15 天為一療程，一般 1～2 個療程便可明顯見效。

輕度半身不遂或偏癱初步恢復後，可鍛鍊整套的健身球操，促使偏癱痊癒，防止復發。

二、冠心病

在幾種危害老年人生命的常見疾病中，冠心病要占第一位了。所謂冠心病，就是指冠狀動脈發生狹窄或阻塞，使供應心肌的血液缺乏的一種疾病。冠心病的主要表現是常感胸部緊悶或有壓迫感，前胸正中或心前區突然出現絞痛，可持續一至幾分鐘，常於情緒激動、急速行走、飽餐後誘發。

在冠心病心絞痛發作時，應安靜休息和運用中西藥物治療。在發作緩解期，除服用擴張冠狀動脈的藥物外，健身球運動可以作為輔助治療。由練健身球疏通經絡，從而減少心絞痛的發作次數，延長緩解期。

此外，還可用健身球做自我按摩，在左胸用滾動、按揉等手法，對預防、治療冠心病、心絞痛緩解期有一定作用，長期堅持，必有效果。

三、高血壓病

高血壓病以血壓經常性增高為主要臨床表現。一般認為，在安靜時如血壓經常超過 140／90 毫主汞柱，就是高血壓。隨著年齡的增長，血壓也會有所增長，正常收縮壓的數值應該是年齡加 90，但超過 70 歲，這個公式就不再適用。

高血壓病常見的症狀有頭痛、頭脹、耳鳴、心悸、四肢麻木，脖子發硬、煩躁和失眠等，晚期可導致心、腎、腦等器官的病變，對人體健康的危害很大。

高血壓病的早期防治十分重要，練習健身球有良好的效果。鍛鍊時全身要放鬆，精神要愉快。手指旋轉健身球時的握球鬆緊要與手指的伸展、屈曲動作相配合，即當兩枚健身球在手中旋轉到橫向平行時，手指屈曲用力握球；旋轉到縱向排列時，手指逐漸伸展放鬆。

旋轉速度宜慢不宜快，這樣一緊一鬆地旋轉，可使肢體遠端小動脈痙攣得到緩解，血管得到擴張，血壓得以下降。

同時，高血壓病人選用的健身球不宜過重，運動量應該逐漸增大，旋轉速度可隨著熟練程度而自行增快。雙手應頻繁地交替旋轉，使整個鍛鍊過程保持放鬆自

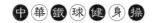

然、鬆緊相兼的狀態，以手不感疲勞為宜。

　　健身球自我按摩對降低血壓和減輕自覺症狀也有一定的作用。可按壓、揉旋百會穴，按揉太陽穴、風池穴，同時，可摩擦、按摩足心的湧泉穴。

四、失　眠

　　失眠就是睡不好，是神經衰弱的一種表現。老年人的睡眠稍少一點，不一定是病態，但如果一夜的睡眠少於四、五個小時，且第二天起床後覺得頭昏腦脹，精神不振，飲食不香，就必須進行治療。

　　健身球運動是一種適合中老年防治失眠的體育療法。

1.手旋轉健身球

　　臨睡前，仰臥在床上，先用右手做順時針快速旋轉，等手部有疲勞感後，改做逆時針旋轉，手部再度有疲勞感後，再改做順時針旋轉，如此反覆做，目的是緩解手部的疲勞，約 10～15 分鐘後再將健身球換到左手，照上述方法旋轉，速度可由快漸慢，旋轉時要求意守，排除一切雜念，也可自我暗示，心裡想：「我右手用健身球旋轉過了，左手也用健手球旋轉過了，快要入

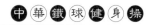

睡了。」這樣，可更好地發揮健身球鎮靜安神的效果。

2.健身球自我按摩

睡前在床上取仰臥位，全身放鬆靜臥 5 分鐘，排除雜念，意守小腹（丹田）或意守兩足底（湧泉），採用磁療健身球或小號球輕揉兩側太陽穴，並且在頭額正中來回反覆推按，可促使入睡。

在每晚臨睡前，用溫熱水一大盒，將雙腳放入水中洗、泡，自腳洗到膝節關，擦乾後用健身球按揉兩側足三里穴。每次約 15～20 分鐘，有利於睡眠。

3.健身球操

加強體育鍛鍊可增強身體素質，調解神經系統功能，從根本上改善睡眠。健身球操可以改善神經功能，促進大腦皮層細胞興奮與抑制狀態的相互轉化。若能堅持在每天早晨及晚間臨睡前各做兩次，必能奏效。

五、頭　痛

頭痛是一種自覺症狀，可見於內、外、神經、五官等各種急慢性疾病之中。除頭顱內病變引起的頭痛外，其他疾病導致的頭痛都可以將健身球運動作為輔助治療

方式，對緩解疼痛、減輕痛苦有一定效果，尤其對偏頭痛、神經血管性頭痛、感冒頭痛、神經官能症頭痛、緊張性頭痛、高血壓頭痛的療效更為明顯。

中醫認為，不論外感還是內傷的頭痛，都是因為氣血不利、經絡失和引起。用手撥弄、旋轉健身球，藉由健身球對手部經絡穴位的刺激，可以得到疏通經絡、調暢氣血、增強內臟功能、調節神經、解除大腦緊張、降低血壓等方面的作用。

健身球自我按摩對頭痛常常有立竿見影的療效。按摩手法及穴位是：

1. 前額頭痛：按揉合谷、印堂穴〈在兩眉中央〉。

2. 一側頭痛：按揉太陽、風池穴。

3. 枕部頭痛：按揉風池、天柱穴。

4. 頂部頭痛：按揉涌泉、百會穴。

5. 全部頭痛：按揉太陽、百會、印堂、足三里、合谷穴。

以自我按壓，揉旋為基本手法，按揉力量應適中，以局部產生酸、脹、麻、重等感覺，或向四周圍擴散為佳，每次可按揉 5～10 分鐘，每次連續操作 20～40 分鐘。急性頭痛，每隔 2 小時可重複一次；慢性頭痛，每天早晚各按摩一次。

六、老年性痴呆

老年性痴呆是高齡老人的一種常見病，突出的症狀是嚴重健忘。早期主要是記憶力減退，剛剛發生的事記不住，例如，剛吃過飯又要求開飯，剛說的話就想不起來。病情進一步發展，病人可能出現精力衰頹、反應遲鈍、表情痴呆，行為可笑，甚至連自己的姓名也說不出來等等，這主要是腦細胞衰老引起的。

健身球運動對健腦益智、增強記憶力，防止大腦老化有特殊作用。所以，在男子 50 歲、女子 40 歲以後，可以將健身球鍛鍊列為日常的健腦體育鍛鍊項目之一。

鍛鍊的方法，可以由正反旋轉等基本動作向雙球雙手旋轉、裡外跳躍旋轉、多球互繞旋轉、三帶一旋轉等高難動作發展，由易到難，由簡到繁，使玩球的花樣不斷翻新，達到得心應手、隨心所欲、自由多變的境界。這樣便會更有效地對抗大腦細胞的衰老，防止大腦的遲鈍。此外，左右手鍛鍊健身球要平衡，交替作用，大多數人尤其不要忽視用左手玩球，以使大腦兩個半球的功能得到均衡發展，這樣可以更有效地對抗大腦細胞的衰老。

健身球自我按摩法治療老年性痴呆，可取百會、風

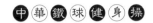

池、曲池、足三里等穴，隔日自我按摩一次。

七、頸椎病

人的頸椎骨有七塊，每塊之間有軟骨墊（椎間盤），並有多個小關節及肌肉、韌帶等組織連結成一個整體，支撐著頭的重量。隨著年齡的增長，下段頸椎最容易發生老年退化性改變。

如椎間盤變薄，椎骨間隙變窄、椎間孔變小，同時椎骨邊緣長骨刺等。這些都可以使椎間孔出入的神經血管受壓迫，從而出現頸部疼痛，並會沿著肩、上臂、前臂放射到手指，或整個上肢酸麻脹痛，嚴重者還會出現眩暈、頭痛、視力減退等腦供血不足的症狀。這種常見於中老年人的毛病就叫頸椎病。診斷頸椎病並不困難，拍 X 光片一般就能明確診斷。

勁椎病的健身球鍛鍊方法主要是利用二球或三球在手中做順、倒旋轉。右手順旋轉及左手側旋轉時，主要依靠拇指與食指發力撥球，另外三指輔助轉動，此時可加強前臂橈側肌肉的運動及橈側神經的支配功能；右手倒旋轉及左手順旋轉時，主要依靠中指、無名指、小指用力撥球，拇指、食指只起輔助作用。此時能加強前臂尺側的肌肉活動及尺側神經的支配功能，並改善前臂的

血液循環。許多患頸椎病的老人經過 3～6 個月的健身球鍛鍊，拍 X 光片發現骨刺並未消失，但手指像觸電樣的麻木、沿上肢向手指放散的疼痛卻完全消失或好轉了。經實踐觀察，大部分頸椎病患者經過健身球鍛鍊，症狀都可以緩解。

　　健身球自我按摩，是頸椎病綜合治療的一種有效方法，可緩解受壓迫的神經和血管的症狀，減少痛苦。可用健身球自我按摩頸部大筋兩側，以頸部感到酸脹舒適為宜，也可抵壓、按摩天柱和風池穴。有上肢酸痛麻木的病人，也可用健身球按摩、叩擊肩髃、肩髎、肩內俞穴，按摩曲池、手三里、合谷穴。

　　頸椎病是可以預防的，中老年人平時應避免低頭長時間伏案工作或抬頭看電視，以免引起過度疲勞。長期抵頭工作的人，一般一小時左右應活動一次頸部，使頸部肌肉和韌帶得到休息和放鬆，做低頭、仰頭、右旋、左旋等動作，每次 5～10 分鐘，並用健身球做頸部自我按摩，這樣可以預防頸椎病的發生，對經過治療暫時好轉的頸椎病人有防止症狀復發的作用。

八、肩關節周圍炎

　　肩關節周圍炎，簡稱肩周炎。中醫稱為漏肩風、凍

結肩、肩凝症。常見於中老年人，以 50 歲左右最為多見，所以有「五十肩」的名稱。

本病多發在單側肩部的軟組織，初期會出現上肩部酸痛，病情發展後會出現肩部、上背部較廣泛的疼痛。有的病人頸部、前臂部酸痛，日輕夜重，常常在夜間痛醒。肩關節活動時常常引起劇烈難忍的疼痛，因而不能做提褲子、擰門把、梳頭髮等動作。疼痛逐漸減輕或消失後，會遺留肩關節周圍黏連、攣縮、僵硬等肩關節功能障礙，日久不癒還能引起肩部肌肉萎縮，給患者的工作和生活帶來困難。

健身球運動可提高抵抗力，改善患肩的局部血液循環，促進炎症吸收，防止軟組織黏連、關節攣縮及肌肉萎縮，預防肩關節運動功能障礙的發生。

肩周炎的健身球鍛鍊方法如下：

1.健身球手掌旋轉

各種旋轉方法都有助於鬆解肩關節黏連，緩解肩關節疼痛，促進新陳代謝，增加肌肉的伸展性。在手掌做各種旋轉動作的同時，肩關節應做不同角度的旋轉動作，也可在練球時，以肩關節為支點伸直兩手臂後用手指撥動健身球轉動。採用以上兩種鍛鍊方法治療肩周炎的效果會更好。

2. 前後擺臂運動

分腿直立同肩寬，兩手握健身球（大號球）自然下垂。兩肩放鬆，右臂前擺至前下方 45°，同時左臂後擺至後下方 45°。連續做 8 個 8 拍。

3. 前交叉側擺運動

直立兩腳分開同肩寬，兩手握健身球於體前交叉。兩肩放鬆，兩臂側擺至水平，然後恢復到體前交叉姿勢，連續做 8 個 8 拍。

4. 後交叉側擺運動

直立，兩腳分開同肩寬，兩手握健身球於體後交叉。兩肩放鬆，兩臂側擺至水平，然後恢復到體後交叉姿勢。連續做 8 個 8 拍。

5. 雙臂繞環運動

直立，兩腳分開同肩寬，兩手握健身球自然下垂。健側臂以肩為軸心，伸直肘關節，手握健身球由體前經上向後至下，連續繞環兩圈；然後換患側臂做以上繞環動作。可根據體力和肩痛情況，兩臂各繞環 6～12 周。

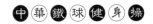

九、慢性腹瀉

慢性腹瀉為中老年人常見的消化系統疾病，以大便稀溏不成形、夾有不消化食物、排便次數增多、反覆發作、纏綿難癒為主要症狀。檢驗大便常規或做大便培養往往沒有明顯異常。

健身球自我按摩對慢性腹瀉有較好的療效。治療的方法是：患者取上身半躺位，仰臥在床上，隔一件內衣操作。將健身球置於右手掌心，先以肚臍為軸心做順時針小範圍的環形撫摩，動作要輕柔、緩和而協調。反覆撫摩數十次，約 10 分鐘，使熱量滲透於胃腸。

由於手掌、足掌與人體內部臟腑之間，透過經絡等調節系統有著特殊的表裡關係，所以用手旋轉健身球，可以改善臟腑失調，增強臟腑功能，對胃腸功能的作用尤其明顯。堅持健身球運動，常做各種旋轉動作，對慢性腹瀉也有一定作用。

十、關節痛

關節痛是一種常見的症狀，可見於風濕性關節炎、類風濕性關節炎、骨關節病等疾病中，中醫稱為「痹

症」，認為是人體肌表經絡感受外邪侵襲、經絡氣血阻滯不通導致的病症。

健身球運動不僅可疏通經絡，調暢氣血，增強內臟功能，促進新陳代謝，而且能直接作用於上下肢大小關節和肌內，所以，健身球鍛鍊可以活動關節，防治關節痛。

健身球自我按摩治療關節痛，一般以病變局部穴位為主。具體治療方法及穴位是：

1. 下頜關節痛

按揉下關、頰車、合谷穴。

2. 上肢痛

按揉、叩擊肩髃、曲池、合谷穴。

3. 肩關節痛

按揉、叩擊肩髃、肩髎、肩內俞穴及三角肌。

4. 肘關節痛

按揉曲池、手三里、合谷穴。

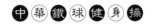

5. 腕關節痛

按揉合谷穴及腕關節。

6. 下肢痛

按揉、叩擊環跳、坐骨、承扶、風市、伏兔、足三里等穴。

7. 髖關節痛

按揉、叩擊環跳及髖關節周圍的軟組織。

8. 膝關節痛

按揉內外膝眼及伏兔穴。

9. 踝關節痛

按揉痛點及踝關節周圍。

10. 足跟痛

按揉枕部天柱穴及足底湧泉穴。

每天按揉 2 次，每次 20 分鐘左右。

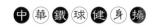

老倆滾明珠，歡樂度晚年

董世修

我們老夫妻倆已過金婚。回想共同度過的數十個春秋，實屬不易。過去是只講奉獻，不計報酬，既忙於緊張的工作，又要撫育子女。由於過度勞累，人到中年已病魔纏身，過早地脫髮、駝背、未老先衰了。

在中年時期，我倆被朋友們稱為「藥罐子」。那時，我們還不懂得人到老年時應如何生活。隨著斗轉星移、歲月流逝，不覺已白髮染鬢，步入老人的行列。後來才明白，老有衣、食、住、行還不夠；更需要多姿多彩的生活內容。

我以為，首要的是經常堅持體育鍛鍊，生命在於運動，在運動中得到樂趣，防治病痛，健康長壽，這樣才能歡樂地度過幸福的晚年。

早在 1997 年，保定鐵球恢復生產後，我就買了首批上市銷售的一對大號鐵球。當時，玩鐵球的人很少，想拜師學藝卻無處尋找，自己只是手托雙球在掌上「轉一轉」而已，並不知道鐵球怎樣玩法。對於鐵球的健身

功能與作用，更是知之甚少。

當時我一邊玩練，一邊潛心探索玩球技藝及其防治疾病的獨特功效。經過數年研究，可算「十年寒窗」，對鐵球有了一定的認識。1985 年，我發表了第一篇文章《怎樣提高玩鐵球技藝》，從此，一發不可收，相繼發表了玩鐵球健身文章 30 餘篇。我與謝美彪主任醫師合著的玩球健身專著《健身球》一書面世，填補了鐵球健身史上的空白，有人稱為「玩鐵球指南」。以我玩球技藝為主的電視專題片《健身球運動》早已向全國發行。若說我「既受其益，又得其法」也不過分。

保定鐵球是我國民間傳統的健身珍品。它既是文化娛樂的有趣玩物，又是體育鍛鍊的理想器械，還是防治疾病的有效用具。它攜帶方便，好學易練，隨時隨地可玩。它小巧美觀，叮噹作響，閃閃發光，故曰：「掌上明珠」。

這項運動無對抗性，舒緩而安全，集觀賞和強身健體之功於一體，是任何體育項目和器械難以代替的。它百玩不厭，常玩常新，久練生趣，其樂無窮。當又球在掌上快速旋轉起來時，我情不自禁地吟頌起來：「掌上流明珠，旋轉似流星。高低音相間，悠揚聲動聽。清脆又悅耳，健腦能強身。彈奏長壽歌，轉來樂無窮。」此時此刻，能使人心曠神怡，周身氣血沸騰，身心愉悅舒

暢，感到無窮的樂趣。因此，我與鐵球結下了「不解之緣」，鐵球成為我的「保定醫生」。

經過長期玩練鐵球，我消除了多種病痛，一掃過去彎腰駝背、面黃肌瘦的病態。我今年已七十有五，仍面色紅潤，大腦靈活，肌肉發達，精力尚佳，體質勝似中年時期。家人為我「老當益壯」而高興，同齡人見我羨慕地說：「強健的身體是無價之寶，老年人都像你該多好啊！」因我玩鐵球健身、研究玩球技藝有所創新、推廣鐵球運動貢獻突出，曾多次受過各種獎勵。

我的老伴閻學琴是退休工人。1975 年患冠心病、高血壓等多種疾病，久治不癒，經常犯病，一拖十年。病魔纏身之苦難以言狀，使她失去生活信心。當時，我還有幾個子女未成年，她是我家的「頂梁柱」。全家人為她擔憂，缺少應有的歡樂。

那時我因玩球得益，也想叫她玩球健身治病，但她嫌麻煩不願玩。我就把鐵球放在她手中，引導她一起玩練。誰想到過了幾個月，她也產生了興趣。犯病次數日漸減少，體質好轉，精神面貌大大改觀。到 1985 年身體基本痊癒。這不但減輕了全家人的負擔，使我們生活也恢復了正常，全家大小都很高興。

同時，她的玩球技藝也有了相當的水準。被選為保定市鐵球表演隊隊員，她甚為高興，曾多次參加表演並

獲獎。如今，已近古稀之年的她，仍行動自如，手勁十足，精力充沛，大腦活躍，情緒樂觀，有老年「少婦」狀態，仍不減當年「風采」，給我們的家庭生活增添了無限的歡樂和幸福。真是老倆滾明珠，轉來無窮樂趣、解去所有煩愁。

近年來，每當我們老夫妻倆在公園裡晨練鐵球，或手托鐵球於街市行走時，就會有人投來羨慕的目光，還經常有人詢問有關玩鐵球的問題，我倆就耐心解釋。我倆志同道合，配合默契。鍛鍊活動時，雙雙玩球，形影不離；一起表演，心領神會，相輔相成，夫唱婦隨。人們稱我倆「一對老夫妻，兩個鐵球迷」，我倆欣然接受。因此，我們編寫了老倆對練的順口溜：「鴛鴦戲水，比翼雙飛。老年夫妻，情同連理。全民健身，夫妻同行。青春再現，歡樂無窮。」

我倆玩球健身成為良性循環，互相反射刺激，使晚年的身體健壯，精力旺盛，煥發了「二次青春」。我倆的感情日益加深，超過中年時期，家庭生活十分充實和諧，幸福美滿。真是「轉來轉去天增壽，老來無病就是福。興趣盎然度晚年，精神倍增感情厚」。這其中的樂趣和愉悅的心情，局外人是難以品味的。這就是我倆多年堅持玩鐵球健身的結果。

為引發玩鐵球愛好者的興趣，這裡，將我們編寫的

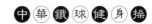

「玩球經」，奉獻給廣大讀者。

　　　　保定鐵球，歷史悠久。

　　　　調和氣血，疏通經絡。

　　　　強身健腦，消除疲勞。

　　　　經常運動，防治疾病。

　　　　循序漸進，量力而行。

　　　　得心應手，自由多變。

　　　　隨心所欲，花樣翻新。

　　　　久練趣生，其樂無窮。

　　　　健身良友，延年益壽。

　　　　願君長壽，不妨一試。

　　　　　　　　　　2000 年 6 月 5 日

董世修社會職務：

河北省建一公司鐵球協會秘書長

河北省老年體育科學研究委員會委員

中國健身球研究會理事、研訓主任

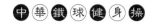

中華鐵球健身運動比賽細則

第一部分　參賽項目及標準

一、參賽項目

1. 單手托二球（左右手自選）

2. 雙手托四球

3. 單手托三球

4. 雙手托六球

5. 單手托四球

6. 雙手托八球

7. 單手托五球

8. 雙手托十球。

二、參賽人員要求及範圍

1. 參賽人員範圍

（1）60～80 歲老年組

（2）35～59 歲中年組

（3）18～34 歲青年組

（4）10～17 歲少年組

（5）4～9 歲少兒組

2. 參賽人員要求

原則健身第一、比賽第二。

（1）參賽人員精神氣質要好。

（2）掌握手中鐵球運用自如。

（3）旋轉鐵球要平穩均衡一致。

（4）球在手中旋轉分離。

（5）球在手中順、逆轉要一致。

三、參賽鐵球標準及使用分類

1. 鐵球類別

1 號球　φ55 公分

2 號球　φ50 公分

3 號球　φ45 公分

4 號球　φ40 公分

5 號球　φ35 公分

6 號球　φ30 公分

2. 使用分類

（1）中年男子組、青年組均用 1 號鐵球。

（2）老年組、中年婦女組、青年婦女組用 2 號球。

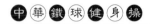

（3）少年男子組使用 3 號球

（4）少年女子組使用 4 號球

（5）少兒男子組使用 5 號球

（6）少兒女子組使用 6 號球

第二部分　評比標準

第一項目：單手托二球

單手托二球（右左手自選）離開肋部，手肘平衡。比賽時間為 60 秒，兩球在手中順時針轉、逆時針轉各 30 秒鐘。

一、第一名達標標準

1. 球在手中每秒 3 圈，30 秒轉 90 圈（正轉）。

2. 兩球在手中旋轉時，分開 2 公分以上。

3. 球在手中逆轉每秒 2 圈，30 秒轉 60 圈。

4. 逆轉時兩球球距 2 公分。

二、第二名達標標準

1. 兩球在手中順時針旋轉，每秒鐘轉 2 圈，旋轉 30 秒鐘，轉 60 圈。旋轉時兩球球距 1 公分以上。

2. 兩球在手中逆轉每秒鐘轉 1 圈以上，旋轉 30 秒鐘，轉 30 圈以上。旋轉時兩球球距稍微拉開。

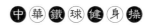

三、第三名達標標準

1.雙球在手中順時針旋轉每秒鐘 1 圈以上，30 秒鐘轉 30 圈以上。球距略有分開。

2.雙球在手中逆時針旋轉，旋轉時自然、均衡即可。

第二項目：雙手托四球

兩手各托二球，雙手離開雙肋，手臂平衡，比賽時間為 1 分鐘。雙球在手中順時針、逆時針旋轉各 30 秒。

一、第一名達標標準

1.鐵球在手中順時針每秒旋轉 2 圈，30 秒鐘旋轉 60 圈。旋轉時球距 1 公分以上。

2.鐵球在手中逆時針每秒旋轉 5 圈，30 秒鐘旋轉 45 圈以上。

二、第二名達標標準

1.鐵球在手中順時針旋轉每秒鐘 1 圈以上，30 秒鐘旋轉 30 圈以上。球旋轉時，球中 1 公分以上。

2.鐵球在手中逆時針旋轉每 30 秒旋轉 20 圈以上，球在手中自如旋轉。

三、第三名達標標準

1.球在手中順時針旋轉時，球略有分開。30 秒鐘

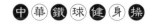

旋轉 30 圈以上。

2. 球在手中逆時針旋轉時，球旋轉自如、不落地即可。

第三項目：單手托三球

單手托三球，離開肋部，自然端平，比賽時間 60 秒，正反旋轉各 30 秒，左右手自選。

一、第一名達標標準

1. 球在手中順時針旋轉每秒 2 圈以上，30 秒鐘旋轉 60 圈以上。

2. 三球在手中逆時針旋轉每秒 1 圈以上，30 秒鐘旋轉 30 圈以上。

二、第二名達標標準

1. 球在手中順時針旋轉每秒鐘 1 圈以上，30 秒鐘旋轉 30 圈以上。

2. 逆時針旋轉，30 秒鐘不低於 20 圈，球在手中旋轉自如，不掉地。

三、第三名達標標準

1. 球在手中順時針旋轉，30 秒鐘旋轉 30 圈，球旋轉自如。

2. 球在手中逆時針旋轉，不停、不落地即可。

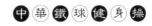

第四項目：雙手托六球

兩手各托三球。雙手離開雙肋，手肘平衡，球在手中順時針、逆時針各旋轉 30 秒，要求與單手托三球相同。

第五項目：單手托四球

單手托四球（右左手自定）。要求四球在手中平放，也可以三球托一球疊放。動作要自如，比賽時間為 60 秒。

一、第一名達標標準

1. 球在手中旋轉 60 秒，旋轉 100 圈。

2. 不停頓，不掉地，順逆轉動均自如。

二、第二名達標標準。

1. 球在手中 60 秒轉 80 圈。

2. 球不掉地，不停頓。

三、第三名達標標準

1. 球在手中 60 秒鐘，旋轉 60 圈以上。

2. 允許掉地一次。

第六項目：雙手托八球

兩手各托四球。轉球 60 秒，雙肘平衡，離開雙

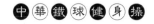

肋。比賽要求與單手托四球相同。

第七項目：單手托五球

左右手自定，轉球 60 秒，單手托球，肘離肋部。

一、第一名達標標準

1. 球在手中旋轉 60 秒，轉 80 圈以上。

2. 在旋轉時胳膊上伸直一次。

3. 旋轉時不停頓，不掉球。

二、第二名達標標準

1. 球在手中 60 秒，轉 60 圈以上。

2. 旋轉時不停頓，不掉球。

三、第三名評比標準

1. 球在手中 60 秒，轉 40 圈以上。

2. 旋轉時允許掉球一次。

第八項目：雙手托十球

兩手各托五球，比賽時間為 30 秒，要求兩手平端，離開雙肋。

一、第一名達標標準

球在手中旋轉 30 秒，轉 50 圈以上，不准掉球。

二、第二名達標標準

球在手中旋轉 30 秒，轉 30 圈以上，不准掉球。

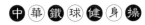

三、第三名達標標準

球在手中旋轉 30 秒，轉 30 圈，允許掉球一次。

第三部分　評比要求

一、根據人員參賽情況劃分年齡組，分組比賽，按淘汰賽的方式產生各組前三名。

二、進入前三名者進行決賽，產生全能冠、亞、季軍，達到標準、姿勢美、時間長為評定標準。

三、按既定獎勵辦法進行表揚獎勵。

附　條

一、本比賽細則的制定遵循健身第一、參賽第二的原則，有待在比賽中不斷完善、補充、修改。

二、本比賽細則為冀州市中華健身球協會的暫定條例，該協會擁有解釋權。

中華鐵球之歌

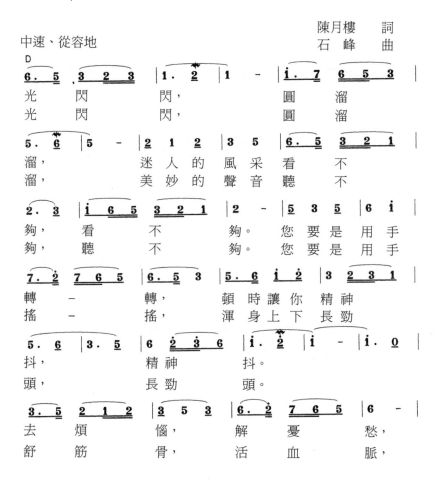

$1=D\frac{2}{4}$

陳月樓　詞
石　峰　曲

中速、從容地

i．2̇ 7 6 | 5．3 | 2．5 3 2 1 | 2 － | 5 3 5 6 2̇ |

健身之　寶　　是　鐵　　球。　左手　搖得
強身健　體　　長　智　　謀。　左手　搖的

i 6 5 3 | 2．3 5 6 | 5 3 2 1 2 | 6．2̇ i 7 |

乾坤　轉，右手推著日　月　走，日月乾坤
是陽　剛，右手轉的是　陰　柔，陽剛陰柔

6 7 5 6 | 2̇．i 7 3 | 5 5 6 5 | 1 2 3 |

手　中　握，健健康康度春　秋，日月
手　中　握，願你活到九十　九，陽剛

5 6 5 3 | 7．2̇ 7 6 5 | 6 － | 5 3 5 |

乾　　坤手　中　　握，　　健健
陰　　柔手　中　　握，　　願你

6 i 2̇ 3̇ | 2̇．3̇ | 7．6 5 6 | i．2̇ | i － |

康　康度　春　　秋。
活　到九　十　　九。

i．0 ‖

大展出版社有限公司
品冠文化出版社
圖書目錄

地址：台北市北投區(石牌)	電話： (02) 28236031
致遠一路二段 12 巷 1 號	28236033
郵撥：01669551＜大展＞	28233123
19346241＜品冠＞	傳真： (02) 28272069

・少 年 偵 探・ 品冠編號 66

1.	怪盜二十面相	（精）	江戶川亂步著	特價 189 元
2.	少年偵探團	（精）	江戶川亂步著	特價 189 元
3.	妖怪博士	（精）	江戶川亂步著	特價 189 元
4.	大金塊	（精）	江戶川亂步著	特價 230 元
5.	青銅魔人	（精）	江戶川亂步著	特價 230 元
6.	地底魔術王	（精）	江戶川亂步著	特價 230 元
7.	透明怪人	（精）	江戶川亂步著	特價 230 元
8.	怪人四十面相	（精）	江戶川亂步著	特價 230 元
9.	宇宙怪人	（精）	江戶川亂步著	特價 230 元
10.	恐怖的鐵塔王國	（精）	江戶川亂步著	特價 230 元
11.	灰色巨人	（精）	江戶川亂步著	特價 230 元
12.	海底魔術師	（精）	江戶川亂步著	特價 230 元
13.	黃金豹	（精）	江戶川亂步著	特價 230 元
14.	魔法博士	（精）	江戶川亂步著	特價 230 元
15.	馬戲怪人	（精）	江戶川亂步著	特價 230 元
16.	魔人銅鑼	（精）	江戶川亂步著	特價 230 元
17.	魔法人偶	（精）	江戶川亂步著	特價 230 元
18.	奇面城的秘密	（精）	江戶川亂步著	特價 230 元
19.	夜光人	（精）	江戶川亂步著	特價 230 元
20.	塔上的魔術師	（精）	江戶川亂步著	特價 230 元
21.	鐵人Q	（精）	江戶川亂步著	特價 230 元
22.	假面恐怖王	（精）	江戶川亂步著	特價 230 元
23.	電人M	（精）	江戶川亂步著	特價 230 元
24.	二十面相的詛咒	（精）	江戶川亂步著	特價 230 元
25.	飛天二十面相	（精）	江戶川亂步著	特價 230 元
26.	黃金怪獸	（精）	江戶川亂步著	特價 230 元

・生 活 廣 場・ 品冠編號 61

1.	366 天誕生星	李芳黛譯	280 元
2.	366 天誕生花與誕生石	李芳黛譯	280 元
3.	科學命相	淺野八郎著	220 元
4.	已知的他界科學	陳蒼杰譯	220 元

・女醫師系列・ 品冠編號 62

・傳統民俗療法・ 品冠編號 63

・常見病藥膳調養叢書・ 品冠編號 631

2. 高血壓四季飲食　　　　　　　　　秦玖剛著　200元
3. 慢性腎炎四季飲食　　　　　　　　魏從強著　200元
4. 高脂血症四季飲食　　　　　　　　　薛輝著　200元
5. 慢性胃炎四季飲食　　　　　　　　馬秉祥著　200元
6. 糖尿病四季飲食　　　　　　　　　王耀獻著　200元
7. 癌症四季飲食　　　　　　　　　　　李忠著　200元
8. 痛風四季飲食　　　　　　　　　　魯焰主編　200元
9. 肝炎四季飲食　　　　　　　　　　王虹等著　200元
10. 肥胖症四季飲食　　　　　　　　　李偉等著　200元
11. 膽囊炎、膽石症四季飲食　　　　　謝春娥著　200元

・彩色圖解保健・品冠編號 64

1. 瘦身　　　　　　　　　　　　　主婦之友社　300元
2. 腰痛　　　　　　　　　　　　　主婦之友社　300元
3. 肩膀痠痛　　　　　　　　　　　主婦之友社　300元
4. 腰、膝、腳的疼痛　　　　　　　主婦之友社　300元
5. 壓力、精神疲勞　　　　　　　　主婦之友社　300元
6. 眼睛疲勞、視力減退　　　　　　主婦之友社　300元

・心 想 事 成・品冠編號 65

1. 魔法愛情點心　　　　　　　　　結城莫拉著　120元
2. 可愛手工飾品　　　　　　　　　結城莫拉著　120元
3. 可愛打扮 & 髮型　　　　　　　 結城莫拉著　120元
4. 撲克牌算命　　　　　　　　　　結城莫拉著　120元

・熱 門 新 知・品冠編號 67

1. 圖解基因與 DNA　　　（精）　中原英臣主編　230元
2. 圖解人體的神奇　　　　（精）　米山公啟主編　230元
3. 圖解腦與心的構造　　　（精）　永田和哉主編　230元
4. 圖解科學的神奇　　　　（精）　鳥海光弘主編　230元
5. 圖解數學的神奇　　　　（精）　柳 谷 晃著　250元
6. 圖解基因操作　　　　　（精）　海老原充主編　230元
7. 圖解後基因組　　　　　（精）　　才園哲人著　230元
8. 再生醫療的構造與未來　　　　　　才園哲人著　230元

・武 術 特 輯・大展編號 10

1. 陳式太極拳入門　　　　　　　　馮志強編著　180元
2. 武式太極拳　　　　　　　　　　郝少如編著　200元
3. 中國跆拳道實戰 100 例　　　　　　岳維傳著　220元
4. 教門長拳　　　　　　　　　　　蕭京凌編著　150元
5. 跆拳道　　　　　　　　　　　　蕭京凌編譯　180元

5. 棍術　　　　　　　　　　　　殷玉柱執筆　220 元

·簡化太極拳· 大展編號 104

1. 陳式太極拳十三式　　　　　陳正雷編著　200 元
2. 楊式太極拳十三式　　　　　楊振鐸編著　200 元
3. 吳式太極拳十三式　　　　　李秉慈編著　200 元
4. 武式太極拳十三式　　　　　喬松茂編著　200 元
5. 孫式太極拳十三式　　　　　孫劍雲編著　200 元
6. 趙堡太極拳十三式　　　　　王海洲編著　200 元

·導引養生功· 大展編號 105

1. 疏筋壯骨功＋VCD　　　　　張廣德著　350 元
2. 導引保建功＋VCD　　　　　張廣德著　350 元
3. 頤身九段錦＋VCD　　　　　張廣德著　350 元

·中國當代太極拳名家名著· 大展編號 106

1. 李德印太極拳規範教程　　　李德印著　550 元
2. 王培生吳式太極拳詮真　　　王培生著　500 元
3. 喬松茂武式太極拳詮真　　　喬松茂著　450 元
4. 孫劍雲孫式太極拳詮真　　　孫劍雲著　350 元
5. 王海洲趙堡太極拳詮真　　　王海洲著　500 元
6. 鄭琛太極拳道詮真　　　　　鄭琛著　450 元

·古代健身功法· 大展編號 107

1. 練功十八法　　　　　　　　蕭凌編著　200 元

·名師出高徒· 大展編號 111

1. 武術基本功與基本動作　　　劉玉萍編著　200 元
2. 長拳入門與精進　　　　　　吳彬等著　220 元
3. 劍術刀術入門與精進　　　　楊柏龍等著　220 元
4. 棍術、槍術入門與精進　　　邱丕相編著　220 元
5. 南拳入門與精進　　　　　　朱瑞琪編著　220 元
6. 散手入門與精進　　　　　　張山等著　220 元
7. 太極拳入門與精進　　　　　李德印編著　280 元
8. 太極推手入門與精進　　　　田金龍編著　220 元

·實用武術技擊· 大展編號 112

1. 實用自衛拳法　　　　　　　溫佐惠著　250 元
2. 搏擊術精選　　　　　　　　陳清山等著　220 元

國家圖書館出版品預行編目資料

中華鐵球健身操／陳月樓　編著
　　　——初版，——臺北市，大展，2005〔民94〕
　　　面；21公分，——（快樂健美站；16 ）
　　　ISBN 957‑468‑392‑3（平裝）
　1.運動與健康
411.71　　　　　　　　　　　　94009649

北京人民體育出版社授權中文繁體字版

中華鐵球健身操　　　　　ISBN　957‑468‑392‑3

編　　著／陳月樓
責任編輯／劉　沂　新　硯
發 行 人／蔡森明
出 版 者／大展出版社有限公司
社　　址／台北市北投區（石牌）致遠一路2段12巷1號
電　　話／（02）28236031・28236033・28233123
傳　　眞／（02）28272069
郵政劃撥／01669551
網　　址／www.dah-jaan.com.tw
E‑mail／service@dah-jaan.com.tw
登 記 證／局版臺業字第2171號
承 印 者／高星印刷品行
裝　　訂／建鑫印刷裝訂有限公司
排 版 者／弘益電腦排版有限公司
初版1刷／2005年（民94年）8月

定　　價／180元

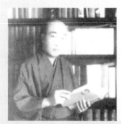
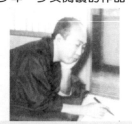
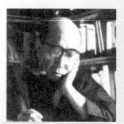
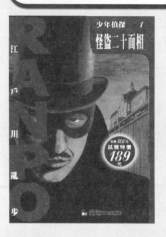
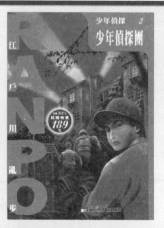
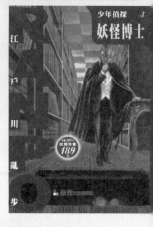

一億人閱讀的暢銷書！

4 ～ 26 集　定價300元　特價230元

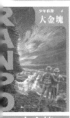 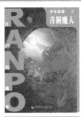 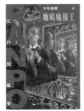 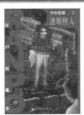 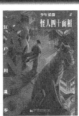 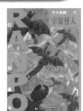

4.大金塊　　5.青銅魔人　　6.地底魔術王　　7.透明怪人　　8.怪人四十面相　　9.宇宙怪人

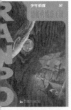 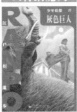 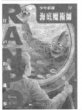 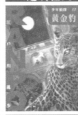 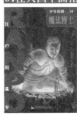 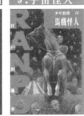

.恐怖的鐵塔王國　11.灰色巨人　12.海底魔術師　13.黃金豹　14.魔法博士　15.馬戲怪人

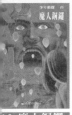 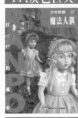 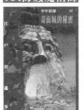 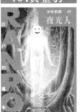 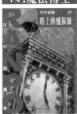 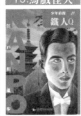

16.魔人銅鑼　17.魔法人偶　18.奇面城的秘密　19.夜光人　20.塔上的魔術師　21.鐵人Q

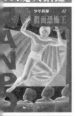 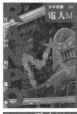 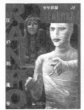 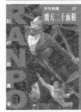 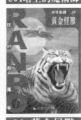 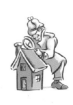

2.假面恐怖王　23.電人M　24.二十面相的詛咒　25.飛天二十面相　26.黃金怪獸

品冠文化出版社

地址：臺北市北投區
　　　致遠一路二段十二巷一號
電話：〈02〉28233123
郵政劃撥：19346241